Lettres d'un Étudiant en Médecine

À PROPOS DE LA CRÉATION DES

TRAVAUX PRATIQUES PAYANTS

à la Faculté de Médecine

SUIVIES DE QUELQUES REMARQUES

Par J.-V. LABORDE

(Extrait de la *Tribune médicale.*)

PARIS
A. MALOINE, ÉDITEUR
23-25, PLACE DE L'ÉCOLE-DE-MÉDECINE

1899

Lettres d'un Étudiant en Médecine

A PROPOS DE LA CRÉATION DES

TRAVAUX PRATIQUES PAYANTS

à la Faculté de Médecine

Lettres d'un Étudiant en Médecine

A PROPOS DE LA CRÉATION DES

TRAVAUX PRATIQUES PAYANTS

à la Faculté de Médecine

SUIVIES DE QUELQUES REMARQUES

Par J.-V. LABORDE

(Extrait de la *Tribune médicale.*)

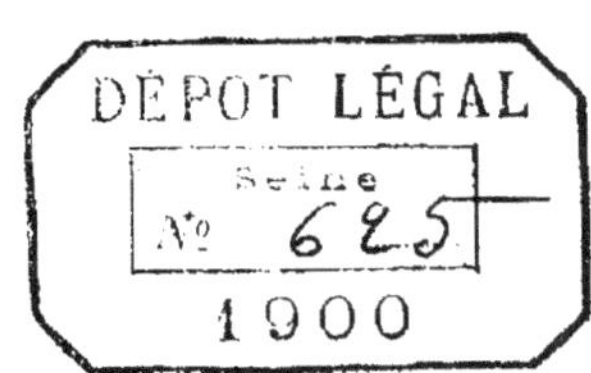

PARIS

A. MALOINE, ÉDITEUR

23-25, PLACE DE L'ÉCOLE-DE-MÉDECINE

1899

Lettres d'un Étudiant (1)

A LA *TRIBUNE MÉDICALE*

A PROPOS DE LA CRÉATION DES

TRAVAUX PRATIQUES PAYANTS

à la Faculté de Médecine

Nous nous empressons de donner asile à ces *lettres* d'un étudiant en médecine, sur une question de la plus haute importance, en matière d'Enseignement pratique; et nous y mettons d'autant plus d'empressement que l'auteur de ces lettres est un *véritable étudiant* et non pas — nous pouvons l'affirmer, de par notre propre témoignage — un usurpateur de ce titre, pour la circonstance et pour les besoins de la cause : ce qui confère — il est facile de le comprendre — un réel intérêt à des appréciations suggérées par une expérience personnelle.

Ce nous est, en effet, une vraie satisfaction de voir les *élèves* s'occuper, eux-mêmes, de leurs propres affaires, auxquelles ils sont les premiers

(1) L'on comprend facilement, sans qu'il soit besoin d'y insister, que nous ne donnions pas le nom de notre jeune correspondant, qui est en cours de *scolarité*.

et les plus intéressés, en examinant et discutant ces questions d'enseignement qui sont, de notre part, l'objet d'une attention toujours en éveil, et d'une constante sollicitude. Aussi, ne saurions-nous assez les y convier, en mettant tout à leur disposition nos colonnes, ainsi que nous le faisons aujourd'hui, pour notre jeune correspondant et futur confrère, dont le consciencieux et remarquable plaidoyer mérite — nous ne craignons pas de l'affirmer ici d'avance — dans le fond comme dans la forme, la plus sérieuse attention.

Nous lui en laissons, bien entendu, toute la responsabilité, nous réservant de présenter, à notre tour, les remarques qu'il nous aura suggérées.

V. L.

PREMIÈRE LETTRE

Monsieur le Directeur,

La Faculté vient de fermer ses portes après avoir réalisé, durant l'année scolaire écoulée, une innovation.

Cette innovation — la *création de travaux pratiques payants* — a été présentée au public médical, avec toute la maîtrise et toute l'ardeur dont elle était digne, par ses promoteurs et les représentants autorisés de la presse. Seule, la voix des principaux intéressés, c'est-à-dire des étudiants en médecine, n'a pas été entendue dans ce concert de projets, de promesses et de louanges.

Ne vous semble-t-il pas que ce serait faire œuvre utile et indépendante que de permettre à un de ces intéressés de dire, en toute liberté, ce qu'il faut penser de cette innovation? Nul, en effet, ne peut mieux apprécier l'idée d'un tel système, son fonctionnement, son organisation, ses bienfaits, mais aussi ses défauts, que celui qui, de son plein gré, surajoute à la tâche journalière déjà lourde, pour le seul desir d'apprendre, un sacrifice de temps et d'argent.

Je suis un de ceux-là, j'ai accueilli avec empressement, je puis même dire avec joie, l'idée nouvelle; j'ai pris part à ces travaux qui m'ont paru agrandir le domaine de l'acquisition des connaissances du futur praticien. Mais, en même temps, par cette participation, j'ai pu les juger; et leur fonctionnement m'ayant semblé n'être pas toujours empreint de l'esprit qui doit les dominer, je serais heureux, Monsieur le Directeur, si l'hospitalité de votre journal me permettait de diagnostiquer le mal et d'indiquer le remède.

Je n'ai pas l'intention de discuter le principe des travaux pratiques payants. Il y a là matière — dans notre régime actuel d'enseignement — à critique forte et sévère. Il semble, en effet, singulier, même de prime abord, qu'il faille « payer des suppléments » pour apprendre à faire un forceps ou un anus artificiel. Les étudiants, simples d'esprit, futurs médecins de campagne, pensent qu'il est plus utile de savoir ces choses pratiques que d'avoir la tête bourrée d'histologie, de physique ou d'anatomie pathologique et se représentent mal que ce soit là de la médecine de luxe, à la seule portée des bourses bien garnies.

Ils se trompent, sans doute ! Ils oublient, en tout cas, que l'innovation a eu sa source dans la nécessité d'asseoir un budget difficile à équilibrer; et, pour mon compte, en attendant mieux et tout en me ralliant aux réclamations universelles, je trouve que de deux maux, il faut choisir le moindre, et s'estimer encore bien heureux de pouvoir, même en payant, apprendre quelque chose.

Il faut donc rechercher dans un « mal d'argent » la genèse de ces travaux pratiques. Mais cette pathogénie s'est alliée, j'en suis sûr, au désir sincère d'être utile aux étudiants, et je veux croire que si des libéralités supprimaient le mal, ces travaux demeureraient, devenant l'apanage, non des seuls privilégiés, mais de tous ceux qui font partie de la grande famille médicale française.

Si je n'avais cette conviction, je poserais la plume : mes compliments seraient ridicules, mes critiques seraient vaines. Mais nous savons, n'est-ce pas, que les idées les plus généreuses et les plus désintéressées peuvent s'associer aux nécessités matérielles, et qu'en le cas présent, l'idée dominante est un grand amour de la science et des étudiants.

Il n'est pas inutile, je pense, de se demander le but que se sont proposé les directeurs scientifiques de ces travaux pratiques.

Frappés sans doute de l'ignorance absolue de la majeure partie des étudiants en chirurgie d'urgence et en obstétrique de nécessité, ils ont cherché un remède à cette insuffisance, qui a déjà tué beaucoup de Français, et ils ont songé à mettre les futurs praticiens de campagne à la hauteur des situations que la clinique impose parfois.

Il ne saurait, en effet, être question de faire dans ces travaux, comportant par série d'élèves dix séances seulement, de la grande chirurgie. Je n'ai pas l'illusion de croire qu'il suffit d'avoir fait une fois sur le cadavre une néphrectomie ou une ablation de kyste ovarique pour abuser de la bonne foi d'un client confiant et se lancer dans de telles audaces chirurgicales. Notre respect, notre admiration pour nos maîtres s'évanouiraient singulièrement si le sentiment que nous avons de leur haute valeur s'effondrait dans la constatation de la facilité des interventions. La prudence, la réserve qu'ils montrent à nous faire jouer un rôle dans leurs opérations apparaîtrait peut-être même à certains, comme le désir jaloux de se conserver un monopole.

Non, il ne saurait être question de vouloir faire d'un étudiant quelconque un chirurgien de carrière. Lui donner cette illusion-là serait faire œuvre criminelle. On ne peut songer qu'à lui faire acquérir, par de nombreuses répétitions, la confiance nécessaire pour tenter, un jour, une opération d'urgence.

La grande chirurgie doit rester aux mains de ceux qui vivent de longues années d'études dans l'ombre des grands maitres, et gagnent insensiblement, dans ce perpétuel commerce, la science, l'habileté, le coup d'œil, le sang-froid, qui président à tous les succès.

Ce n'est pas ces privilégiés qui suivent les travaux pratiques. Leur rôle actif à l'hôpital, les facilités de travail — cadavres, instruments — qu'ils trouvent dans les laboratoires de leurs maîtres, les tiendront fatalement éloignés des amphithéâtres, où ils auraient, pour aides, de médiocres assistants.

Et je crois ce premier point acquis, à savoir que les travaux pratiques payants sont, par définition, doivent être et resteront, avant tout, des travaux pour les étudiants en médecine, pour ceux qui, après quelques années d'études, se disséminent aux quatre coins de la France où ils trouvent de terribles responsabilités en vue desquelles il faut les armer.

Les travaux doivent donc constituer une éducation chirurgicale simple et solide.

C'est faire ainsi une œuvre bien médicale.

Mais cette œuvre doit être aussi une œuvre bien française : et j'entends par là qu'il faut, avant tout, songer à doter les étudiants *français* de ce programme rénovateur et salutaire. Ouvrons toutes grandes les portes de notre Faculté à l'élément étranger, mais qu'un altruisme ou une vanité irraisonnés ne les fasse pas refermer sur le défilé de la longue cohorte des étudiants français ! Ce n'est pas de l'étroitesse d'idées, ce n'est pas de l'égoïsme, ce n'est pas de l'accaparement de rêver et de vouloir que les Français d'abord sachent leur métier de médecins français pour sauver des Français !

Je suis certain, Monsieur le Directeur, que vous pensez comme moi ; les idées que j'expose comme ayant dû être les idées directrices de ceux qui ont conçu et organisé les travaux pratiques payants pourraient-elles avoir été différentes ?

Voyons donc maintenant ce que sont devenues ces idées dans leur application.

Et, tout d'abord, qu'il me soit permis d'adresser des félicitations à ceux qui ont assumé la tâche de diriger les élèves. Ils s'en sont acquittés avec une inlassable bonne grâce, se dépensant sans compter, ayant sans cesse le mot qui guide et qui encourage, et sachant aussi bien faire valoir la large hospitalité française que reconnaître les droits de l'élément indigène.

J'ai entendu objecter que leurs sacrifices de temps et d'argent étaient rémunérés ; mais ne le sont-ils pas dans les pavillons de dissection et de médecine opératoire ? Ces honoraires ne sont que justice. On peut tout au plus, déplorer que les étudiants, déjà fort imposés, soient encore, en l'occurence, les contribuables.

Mais ceci n'est pas, pour l'heure, en question.

Du reste, la rétribution doit être modeste ! Songez que les séries n'ont que dix séances et calculez au prorata du traitement annuel! J'imagine plutôt que les prosecteurs acceptent la tâche pour leur profit intellectuel, qui est l'entraînement aux concours dont ils sont déjà les candidats.

Ceci dit, — et cet hommage à nos maîtres me tenait à cœur, — je me vois forcé de constater que les programmes des travaux ont quelque peu étonné ceux qui les escomptaient :

Le premier programme fut exclusivement réservé aux opérations sur l'appareil urinaire. La première séance fut consacrée à une opération dont j'entendais encore, au dernier Congrès de Chirurgie, les déplorables statistiques.

La plupart des élèves, cependant, ne furent nullement étonnés d'être transportés dans un domaine aussi chirurgical. Beaucoup, il est vrai, ignoraient la situation exacte, les rapports, les connexions de l'organe à extraire, ce qui leur ôta l'idée que la région était peut-être dangereuse. Et puis, sur le cadavre, ça ne saigne guère. On peut impunément, comme je l'ai vu faire, sectionner par inadvertance, au fond d'une plaie, un vaisseau large comme le pouce.

On fit, durant la série, un certain nombre d'opérations du même genre avec un égal succès. Certaines même furent particulièrement brillantes, relevant d'une chirurgie moins savante et moins audacieuse. Mais ces travaux sur l'appareil urinaire n'avaient lieu que trois fois par semaine. Ils alternaient avec des travaux sur les os et les articulations. Et il faut reconnaître que, le sujet et les sujets s'y prêtant mieux, la critique trouve ici moins à s'exercer : l'utilité pratique fut, sinon mieux satisfaite, du moins plus réelle.

Ensuite vinrent des travaux sur l'appareil digestif et des travaux qui firent honneur à la gynécologie : des utérus de cinquante grammes simulèrent des utérus fibromateux ; un peu plus, et des ovaires gros comme une noix eussent donné le change pour des kystes, tendant, à les faire rompre, les parois abdominales les plus souples. C'était bien un peu artificiel, ces ablations, mais il fut facile de constater que les opérateurs ne seraient pas pris de court dans la réalité. Du reste on lia les utérines, ligature, il est vrai, passée dans la pratique de nos grands chirurgiens.

Enfin vinrent des travaux qualifiés de *pratique courante*; et, pour le coup, le succès des travaux se dessina nettement.

Les cadres étaient pleins, et de braves étudiants, plus modestes, accoururent, sinon en foule, du moins en nombre, heureux de faire un ongle incarné ou un anus artificiel.

La série fut unique, mais elle fut complète. Plusieurs Français y assistèrent; quelques-uns, trop raisonnables, trouvèrent que, même dans la pratique courante, *tout n'est pas facile à faire*, mais comme le programme tenait ses promesses et répondait bien aux opérations de nécessité, on fut content.

* * *

Je dis qu'à cette dernière série, le programme fut bien composé, que la série fit nombre, que plusieurs Français y assistèrent.

C'est qu'en effet l'élément français avait presque complètement fait défaut aux autres séries. L'élément étranger y était à peu près seul noblement représenté, encore que le nombre maximum de vingt élèves par série fût loin d'être atteint.

J'arrive, je l'avoue, au point délicat de cette étude, car il me faut rechercher, d'une part, les causes de l'abstention de l'élément français, d'autre part, les causes de l'empressement de l'élément étranger.

Les étudiants français, je crois bien, se sont abstenus d'abord en raison du peu de temps dont ils disposent, les services hospitaliers, les cours, les travaux pratiques, chaque semestre plus nombreux, les préparations d'examens, la confection de la thèse demandant un temps considérable, dont il est difficile de distraire quotidiennement quelques heures pour un *extra*, à moins d'être riche — ce qui n'est pas le cas de la majorité! — et de pouvoir prolonger ses études sans compter les jours.

Ils se sont abstenus, ensuite et surtout, parce que, conscients de la difficulté des grandes opérations et de l'abîme qui sépare l'unique répétition cadavérique de l'intervention sur le vivant, ils les considèrent comme un bagage inutile pour leur pratique et ne leur reconnaissent qu'un intérêt spéculatif, auquel ils ne peuvent, faute de temps et d'argent, sacrifier.

Mais les étudiants étrangers, quelles sont les raisons de leur empressement ?

Et tout d'abord, quels sont-ils ces étrangers parmi les étudiants étrangers ?

Sont-ce des étrangers régulièrement inscrits, ayant fourni, pour leur inscription, les diplômes que l'on réclame de nous ? sont-ce, par conséquent, des étudiants assimilés aux étudiants français, ayant les mêmes charges et les mêmes obligations ? A ceux-là, en les inscrivant sur ses registres, la Faculté a donné droit de cité, ils sont nos camarades : nous les considérons et nous les traitons comme tels.

Mais je ne crois pas que l'on puisse classer dans cette catégorie la plupart de ceux qui ont constitué le noyau des séries. Ce sont des étrangers arrivés en France porteurs d'un diplôme quelconque, sans équivalence aucune avec nos diplômes, et qui, à la faveur des recommandations, que leur situation de fortune, généralement brillante, rend plus faciles et plus sérieuses, acquièrent, moyennant trente francs, une carte d'immatriculation qui leur ouvre toutes nos portes.

Sachant que celui qui roule n'amasse pas mousse, ils se fixent, ils se cantonnent en quelque clinique dont ils deviennent vite le plus bel ornement, et, bientôt même, l'ornement indispensable; car, disons-le, le chef, caressé dans sa vanité par la présence assidue des plus nobles représentants de l'Europe, a pour eux une bienveillance qui s'exerce sans compter.

A la Faculté, à l'Ecole, ils rencontrent la même sollicitude. Jusqu'à ces derniers mois, ils trouvaient, il est vrai, difficilement, les moyens de se « faire la main ». En créant les travaux pratiques payants la Faculté a comblé cette lacune. Ils y sont accourus et ces travaux sont devenus *leurs* travaux. Ils y ont rencontré la même hospitalité cordiale et franche et en ont joui sans mesure. A force d'être si bien reçus, ils ont fini par se croire chez eux (en admettant que leur « chez eux » soit aussi confortable et hospitalier), et j'en ai même entendu s'élever contre la mesure d'*ordre général* qui leur impose une carte d'immatriculation — coût : trente francs — pour pouvoir se faire inscrire aux travaux pratiques.

Ils ont eu la consolation de pouvoir en prendre tout à leur aise. Ils ont usé largement, très largement — car ils ont même fait quelques petites ligatures ou dissections non portées au programme — des cadavres et des instruments.

Nous avons même cru, un moment (je ne puis m'empêcher de le constater, bien que cette constatation soit d'un ordre particulier), que ces instruments étaient leur propriété. Avant l'ouverture des séances, ils se les réservaient adroitement et ne consentaient à s'en départir que lorsqu'ils avaient acquis la conviction absolue de n'en avoir plus besoin. Maintes fois, mes camarades français et moi, avons dû attendre des heures que le bon plaisir de ces messieurs nous permit de répéter l'opération du jour, et maintes fois aussi, nous avons eu le sentiment très net, nous étudiants français dans la plus belle Faculté française, d'être exilés dans une école étrangère à l'hospitalité sévère et réservée. Ce n'était qu'une impression car, en réalité, « c'étaient *eux* qui nous recevaient chez nous ».

Ce n'est pas le moment, Monsieur le Directeur, d'envisager le remède à cette invasion, mais permettez-moi de vous soumettre les réflexions qu'elle me suggère.

III

Certes oui, il faut conserver aux Facultés françaises leur grand renom de science et d'hospitalité. Et, pour cela, n'ouvrons-nous pas aux étrangers, nos cours, nos écoles, nos hôpitaux? Ils y trouvent un accueil, une bienveillance incomparables. Retournés dans leur pays — quand ils y retournent! — ils doivent chanter nos louanges et exalter nos qualités. Mais sous le prétexte de se concilier la faveur de l'Etranger, sous le prétexte de demeurer la grande nation indépendante et hospitalière, faut-il frustrer l'étudiant français et le sacrifier à la vogue étrangère?

Ces sacrifices, du reste, répondent-ils à une indication? Vous avez, n'est-il pas vrai, Monsieur le Directeur, déjà répondu!

Le renom de nos Facultés ne s'est pas créé du jour où ces travaux pratiques ont été institués. Le temps est lointain qui vit éclore chez nous le cosmopolitisme le plus aimable, et c'est une gloire déjà ancienne pour nos Ecoles françaises de s'être reflétées aux quatre coins de l'Europe.

Mais, qui devons-nous désirer voir se tremper à la source de notre enseignement, sinon des élèves de choix qui viennent à Paris avec le désir de dorer leur fleuron de notre consécration?

Notre libéralisme n'a rien négligé pour donner à ceux-là toutes les facilités. L'Assistance publique a ouvert ses concours sans distinction de nationalité. Nous avons pour concurrents, nous avons pour collègues, et même pour vainqueurs, un nombre considérable d'étudiants d'origine étrangère. Et nous ne saurions récriminer sur ce point.

C'est qu'en effet ces élèves, par leur érudition, donnent des garanties de valeur scientifique et le renom de la France est en bonnes mains.

Mais, je crois l'avoir établi, la clientèle des travaux pratiques payants n'est pas constituée par ces étrangers-là qui trouvent, auprès de leurs maîtres, tous les moyens de parachever leur instruction.

Ceux donc qui ont montré tant d'empressement ne rentrent pas dans cette catégorie. Non seulement ils n'ont pas les qualités requises pour subir les concours et en retirer les bénéfices, mais ils ne sont pas des étudiants régulièrement inscrits, ayant des frais d'inscriptions et d'examens à payer, des travaux et services obligatoires à suivre. Il serait même difficile de préciser les origines et les limites de leur instruction. Ils semblent, en effet, ne posséder même pas les notions que l'on exige de nous.

Nous avons été frappés par leur insuffisance, dont la meilleure preuve est la sérénité avec laquelle ils maniaient le bistouri dans les régions les plus dangereuses. Le sentiment de la difficulté et du danger opératoires parait être un sentiment qui leur est inconnu. Certes, il nous est à peu près indifférent que ces messieurs aillent décimer leurs compatriotes — encore que ce soit une singulière façon de porter à l'étranger le renom de la science française — mais nous ne pouvons admettre que les cadavres de l'Ecole, dont on dit sans cesse la rareté, soient ainsi vainement utilisés.

Le nombre de cadavres gâchés a été considérable. Avec de pareilles ressources de sujets, on eût pu apprendre à des masses d'étudiants les opérations qu'il est un devoir de vulgariser, et qui, cependant, demeurent l'apanage de quelques privilégiés.

Il est donc parfaitement établi qu'à part les travaux de pratique courante, le succès des travaux pratiques payants a frisé l'insuccès.

Seuls, dix ou douze étrangers les ont suivis avec régularité, et seuls, dix ou douze étrangers ont employé plus d'une centaine de cadavres.

Ils semblerait que l'abstention presque absolue des étudiants français, que le petit nombre d'étrangers — toujours les mêmes — dût être une indication très nette à modifier la composition et le fonctionnement des travaux.

Nul, parmi ceux qui les dirigent, ne semble l'avoir compris. Et c'est avec stupéfaction qu'à la dernière heure, nous avons vu annoncer une nouvelle série de travaux, non de pratique courante, comme vous le supposez sans doute, mais de travaux sur l'appareil urinaire, tels que ceux qui avaient inauguré le système nouveau. Il a suffi, sans doute, qu'un des habitués demandât cette réédition pour qu'on la décidât.

C'est bien couronner l'œuvre, mais c'est aussi montrer le peu de souci que l'on a, en haut lieu, des étudiants français et de leur éducation chirurgicale!

* * *

En résumé, il faut donc reconnaitre que si l'idée de ces travaux est bonne, — le principe du droit à acquitter pour les suivre étant toutefois très discutable *dans l'état actuel de notre organisation universitaire* — l'application en a été défectueuse et que le but n'a pas été atteint. Il est, en effet, inadmissible que l'on ait mobilisé toute l'Ecole pratique pour donner à dix ou douze étrangers, n'offrant aucune garantie, l'illusion qu'ils pourront désormais se hausser à la hauteur de nos maîtres les plus brillants.

Commençons par vulgariser l'opération simplifiée d'urgence, familiarisons l'élève avec l'opération, banale peut-être pour le maître, mais capitale pour lui.

Et quand le sang des générations se sera chargé de la notion opératoire, alors — mais alors seulement — l'on pourra songer à éloigner pour tous les bornes de l'horizon chirurgical.

Aujourd'hui, ne mettons pas la charrue avant les bœufs.

Dans cette lettre bien longue, Monsieur le Directeur, je n'ai guère eu en vue que les travaux de chirurgie. Ce ne sont pourtant pas les seuls qui aient été institués.

Dans une seconde lettre, si vous me le permettez, je parlerai des travaux d'obstétrique dont j'ai beaucoup de bien à dire.

Enfin, dans une troisième lettre, j'envisagerai les remèdes qu'il faut apporter aux défectuosités du système actuel.

Veuillez agréer, etc.

DEUXIÈME LETTRE

Monsieur le Directeur,

Dans une précédente lettre, j'ai tenté d'indiquer impartialement le nouvel état de choses créé à l'Ecole Pratique par les travaux payants, et j'ai été amené à mesurer, par la seule analyse des faits, le fossé considérable qui s'est creusé entre l'idée première et son application.

Il reste à étudier, comme pendant à la partie chirurgicale de ces travaux, la partie obstétricale.

I

Ici, nous ne sommes plus dans le domaine de la pure innovation; c'est plutôt une modification profonde apportée à un système de longue date en vigueur, car les manœuvres obstétricales sont vraiment trop à la base de nos études pour qu'aucune place ne leur ait été faite dans le programme.

Mais combien petite cette place! De l'aveu même du chef des travaux l'étudiant devait borner son apprentissage à *un seul forceps* et à *une seule version*. Quant à l'embryotomie, c'était en quelque sorte un gros lot tiré au sort, et seuls les rares privilégiés la pratiquaient. Les autres manœuvres dystociques étaient laissées dans l'ombre.

Ce n'est pas que l'indifférence des étudiants encourageât cette parcimonie. Au contraire, ils accouraient en foule à ces travaux, pourtant facultatifs, et, l'année dernière, il y eut plus de trois cents inscriptions.

Aussi, est-ce plutôt leur empressement qui déterminait la sobriété de ces répétitions obstétricales. En effet, le peu d'importance qui leur était officiellement reconnu; l'insuffisance des allocations accordées pour en assurer le fonctionnement, et peut-être même la rareté des fœtus, étaient autant d'obstacles à leur complet essor.

La part de chacun était nécessairement petite.

Une modification s'imposait. C'était le vœu unanime. Et la modification vint.

Malheureusement, elle coïncida avec la nouvelle organisation de la Faculté, réduite à se suffire à elle-même, et l'amélioration problématique des manœuvres parut, aux yeux des étudiants, dégénérer en une bizarre aggravation dont le coût était de cinquante francs.

Je ne discuterai pas, je l'ai dit, le principe des travaux pratiques payants. Mais si ses déplorables conséquences avaient été masquées en chirurgie par la présence des étrangers et par le fait de la nouveauté qui ne permettait pas de comparaison, elles apparurent singulièrement instructives en obstétrique.

Il fallut de nombreux appels pour attirer 24 étudiants.

Ainsi, plus de trois cents étudiants n'avaient pu trouver les *cinquante francs* nécessaires pour apprendre ce qu'il y aura de plus pratique dans leur pratique future, et trois cents étudiants étaient condamnés à ne connaître que *de visu*, à la clinique ou par les gravures de leurs traités, deux opérations obstétricales, au moins, de toute nécessité.

* * *

Je ne sais, Monsieur le Directeur, si vous me permettrez de dire ce que tant d'étudiants pensent et ce que tant de maîtres méconnaissent, envahis par la légitime activité de leur existence.

Mais notre curiosité, notre intérêt, notre conscience même tressaillent douloureusement en se représentant qu'après avoir passé plusieurs années à l'Ecole, nous en sortirons si mal armés pour la lutte, ignorants à ce point de la pratique élémentaire.

Faut-il, par manque de courage ou simple inertie, laisser subsister cette immense erreur, laisser dormir nos maîtres dans le sentiment qu'il ont fait leur devoir, et continuer à nous bercer de l'illusion que nous saurons faire le nôtre !

Pouvez-vous admettre que la France se peuple de médecins qui ne connaissent de leur métier que la leçon théorique, dont l'audace ignorante des uns, la réserve éclairée des autres, l'insuffisance de tous, sera aussi funeste que l'alcoolisme, la syphilis ou la tuberculose pour la vitalité de notre pays ?

Le nouveau système a permis à vingt-quatre étudiants d'apprendre mieux et plus que leurs prédécesseurs, mais ils se consoleraient bien facilement ceux à qui cette fiche de consolation suffirait.

La Faculté assume de lourdes responsabilités. Elle croit avoir fait son devoir, tout son devoir, quand sur l'enquête d'un homme de cabinet ou de laboratoire, elle a encombré son programme d'histologie ou d'anatomie pathologique. Elle se trompe, elle se meut dans l'illusion.

Et personne ne cherche à la réveiller et à la faire sortir de l'ornière, où elle nous embourbe avec elle. Ai-je tort d'espérer que signaler le danger c'est ouvrir l'ère, où les hommes de science et de cœur se grouperont pour la défense de nos intérêts ?

En attendant, nous avons, nous les vingt-quatre privilégiés, un devoir à remplir.

Il faut, sans crainte de nous préparer des confrères possédant une instruction égale à la nôtre, il faut dire à tous ceux qui ne pouvaient jouer cinquante francs sur un essai, tout le bien qu'il faut penser des manœuvres obstétricales. Et ceux-là nous croiront, en se rappelant le zèle, le désir ardent de nous apprendre quelque chose, qu'a incessamment montré, dans les démonstrations gratuites du lundi, le professeur chargé de nous exposer la tâche de chaque semaine. Dans les pavillons, nous l'avons retrouvé plus affable et plus simple encore.

Il n'a pas dédaigné de prendre part à nos travaux, de nous conseiller, de nous guider, de nous encourager, visiblement dominé par le désir de nous être utile et de nous rendre tels. Il avait, autour de lui, des aides élevés à la même école, et auxquels nous conserverons aussi un souvenir reconnaissant.

Oui, nous avons fait de bonne besogne; nous ne ferons, certes, que de médiocres accoucheurs, mais nous garderons cependant l'empreinte de ces travaux, car nous avons été initiés par des maitres à l'enseignement vivant et clair.

La critique s'émousserait à en rechercher les défauts. Elle trouverait seulement à relever quelques lacunes de détail qu'on ne saurait imputer à la direction scientifique des manœuvres.

Aussi, est-ce sans arrière-pensée, que je dirai : « Camarades, allez en foule aux manœuvres obstétricales. Vous en aurez pour votre argent. Vous aurez mieux : vous aurez le sentiment inestimable que l'on vous aime et que l'on *veut* vous instruire. »

J'ajouterai seulement : « Veillez-y. Les manœuvres, quel que soit le désir de vos maitres, ne vous seront profitables qu'autant que l'on créera de nombreuses séries, ou que vous aurez de nombreux répétiteurs et de nombreux mannequins. L'Ecole devra se guider sur votre nombre pour augmenter le nombre des séries ou pour compléter son matériel. Son bénéfice sur vous sera encore joli et elle pourra même, si vous allez en bloc aux manœuvres, vous prendre à meilleur compte. »

II

J'aimerais, Monsieur le Directeur, finir sur ce compliment et sur cet appel.

Les événements s'y opposent.

Les manœuvres obstétricales, en effet, en tant qu'instruction scolaire, se sont faites à l'Ecole pratique; mais les cliniques, dépendant de la Faculté et jusqu'alors rétribuées par elle pour l'éducation des stagiaires, voyant leur allocation supprimée du fait de la nouvelle organisation, ont inauguré, à leur tour, des travaux payants et même du stage payant.

Des travaux, je ne saurais rien dire : je n'y ai pas assisté et je n'ai pas entendu exposer d'opinion sur eux. Il semble pourtant que le succès a été relatif, puisque, bien qu'il s'agissait de ne combler qu'un vide de trois mille francs, on a postérieurement créé le stage *payant*.

De stage payant, je n'en ai pas fait non plus, mais je puis en parler, m'en étant maintes fois entretenu avec des camarades sérieux y ayant pris part. Il soulève du reste une question intéressante.

Que faut-il entendre par *stage payant?*

Ceux de mes camarades qui s'y sont fait inscrire pensaient — comme je me l'étais figuré — qu'il s'agissait d'un enseignement clinique, connexe à celui de la Faculté et complémentaire.

Il semblait en effet naturel et utile de passer par la clinique après avoir vécu au pavillon, de s'y transporter tout frais émoulu, ayant bien dans la tête et dans les doigts la manœuvre sur le mannequin, et de pratiquer, au moins une fois, sur le vivant et sous la direction des mêmes maitres, l'intervention bien des fois simulée à l'Ecole.

Il semblait, tout au moins, que ce stage devait constituer une éducation spéciale du toucher, du palper, en même temps qu'une familiarisation de l'accouchement normal, dans ses moindres détails. Nous nous trompions fort.

Ce stage payant n'est, en effet, qu'une vulgaire réédition du stage obligatoire, avec cette différence, toutefois, qu'il est peut-être plus banal encore, en tout cas de durée moindre.

Je sais des étudiants qui n'ont pas achevé ce stage, n'y trouvant aucun profit. L'un de mes camarades, l'ayant abandonné par découragement et à la veille de passer son cinquième examen, me disait d'un air désolé : « Il est tout de même triste d'arriver à la fin de ses études sans avoir jamais senti une dilatation ! »

Comment en serait-il autrement? Les jours de clinique, — et encore, le matin seulement, — les étudiants stagiaires entendent bien de judicieux conseils ; mais, dans la suite, toute application des leçons précieusement recueillies est impossible. Personne n'est là pour les guider, sinon les sages-femmes, qui ne peuvent donner que de vagues renseignements, et ne veulent assumer aucune responsabilité pour l'intervention, peut-être maladroite, des stagiaires.

Ceux-ci sont donc condamnés à ne jouer que le rôle passif de spectateurs. Et, au fait, il serait peut-être dangereux, dans une clinique d'accouchement, d'avoir tant de bras actifs, plus ou moins aseptiques. Il y a déjà normalement, surtout en y comptant les stagiaires non payants et les étrangers bénévoles, un nombre si considérable d'assistants, dans une telle clinique ! La sécurité des accouchées pourrait en être compromise.

C'est même là une considération qui m'a quelque peu intrigué. En effet la clinique n'admet les stagiaires que par séries de vingt; et ce chiffre paraît raisonnable à qui connaît les exigences de l'hospitalisation obstétricale. Mais, de deux choses l'une:

Ou bien, l'on peut impunément recevoir un plus grand nombre de personnes dans la clinique;

Ou bien, l'on donne par cet accroissement un coup de pouce à la morbidité, et même, peut-être, à la mortalité des femmes en couches.

C'est une façon de dilemme.

Si l'on peut doubler le nombre des assistants, pourquoi ces refus au secrétariat de la Faculté quand on va s'y faire inscrire pour le stage obstétrical, sous le prétexte que les cadres sont remplis et qu'il y aurait danger à les élargir?

Si l'on peut être plus ou moins nombreux, sans attenter à la sécurité de la clientèle hospitalière, pourquoi faire payer ce spectacle qui n'est qu'un stage? Or le stage est obligatoire, c'est-à-dire qu'il doit être gratuit, ou plutôt, qu'il est compris dans les droits d'études que nous soldons chaque année. Et vous vous étonnez même, j'en suis sûr, Monsieur le Directeur, qu'il y ait des clients, puisque ce stage facultatif *payant* est calqué sur le stage obligatoire *gratuit*, et qu'il n'est en somme qu'une formalité ennuyeuse et presque inutile.

Mais — j'ai oublié de le dire — c'est que ce stage payant a, auprès de la Faculté, la valeur du stage gratuit.

Vous arrivez à la fin de vos études, vous voudriez passer votre clinique obstétricale, votre stage obligatoire n'est pas fait, vous ne pouvez le faire parce que les feuilles d'inscription sont couvertes, et, partant, votre examen, subordonné à ce stage, est renvoyé aux calendes grecques. Vous êtes très ennuyé.

Il y a pourtant un moyen d'en sortir, et ce moyen, c'est de payer cinquante francs. A côté de la feuille gratuite remplie, il y a la feuille blanche dont la ligne, pour l'inscription de votre nom, coûte cinquante francs. Vous pouvez alors faire votre stage, et ce stage sera moins long, moins ennuyeux, à contrôle moins sévère, que le stage gratuit. C'est un sacrifice que l'on fait!

Et ainsi, moyennant cent francs — cinquante à l'Ecole

pour les manœuvres obstétricales, cinquante à la Clinique pour le stage, — vous serez consacré accoucheur et bon accoucheur.

* * *

Je crois bien que de timides récriminations sont parvenues jusqu'aux oreilles de ceux qui dressent les plans d'une pareille organisation, sans recueillir auparavant les indications des intéressés.

Ou plutôt, pour parler avec une plus franche ironie, je suis sûr que des voix bien françaises et autorisées ont demandé des modifications au programme.

J'ai en effet entendu parler de *deux* cours complets qui se feront dans une clinique, et où l'on mêlera agréablement la manœuvre sur le mannequin et la manœuvre sur la femme enceinte ou en couches.

Mais — et ce sont là les propres paroles d'un de nos maitres en belle situation dans cette clinique — « ces cours complets ont été décidés *à la demande des étrangers* et auront lieu *pendant les vacances* ».

Qui sait? c'est peut-être l'aurore d'une ère nouvelle; mais il nous semble étrange que l'on fasse justement des révolutions quand nous sommes absents, et qui profiteront aux seuls étrangers — d'autant qu'au total cela ne leur coûtera, manœuvres et pratique, que cinquante francs!...

J'arrête là ces réflexions qui me paraissent suffisantes pour se demander s'il n'y a pas lieu de chercher un remède à tant de maux.

C'est ce que je ferai, avec votre permission, Monsieur le Directeur, dans une troisième lettre.

Veuillez agréer, etc.

TROISIÈME LETTRE

LE REMÈDE

Monsieur le Directeur,

Après avoir dressé, dans deux précédentes lettres, le bilan des travaux pratiques payants, tant en chirurgie qu'en obstétrique, j'ai été amené tout naturellement à parler de remède.

Aussi est-ce en quelque sorte la question du *traitement* que je voudrais envisager aujourd'hui, pour terminer.

I

Et d'abord y a-t-il un remède ?

D'aucuns, je vous l'assure, disent qu'il faut juger la partie perdue d'avance, croire toute réaction impossible et être prêt à succomber sous l'envahissement de l'indifférence et du parti pris.

D'autres disent qu'en somme les choses ne vont pas si mal que certains esprits inquiets ou jaloux, l'insinuent, que ce n'est pas d'aujourd'hui que la Faculté fabrique des médecins dont la carrière a été féconde, et qu'on n'empêchera jamais une grande machine comme l'Ecole d'avoir quelques rouages imparfaits.

C'est là de l'optimisme, mais du mauvais, tout aussi périlleux et funeste que la morne résignation. Entre ces deux extrêmes qui ont pour conséquence identique : l'inaction, il y a place pour une troisième attitude.

Elle consiste à examiner les choses froidement, mais justement, en toute équité, à savoir faire la part du feu, à ne s'arrêter qu'aux grosses et dangereuses défectuosités, et, sans rêver de révolutions chimériques, à envisager les améliorations qui s'imposent.

C'est en effet une égale erreur de trouver que tout va bien ou que tout va mal.

La Faculté elle-même le pense, et, pour montrer

qu'elle ne s'enlise pas dans la routine, n'a-t-elle pas fait modifier son régime et son organisation? Le malheur est que la Faculté met sur pied ses réformes sans écouter le grand enseignement des masses. Elle dresse ses programmes, elle tente ses innovations comme un officier qui dresserait ses plans sur une carte imparfaite, sans tenir compte des détails de route, dont la connaissance conduit pourtant au succès.

L'étudiant, certes, ignorant des difficultés et des obligations, serait tout à fait incapable d'asseoir une organisation nouvelle; mais, mieux que personne, il connaît les défauts intimes de celles qu'on lui impose, soldat qu'il est dans une phalange dont les chefs ignorent les besoins réels et les désirs véritables.

C'est près de lui qu'il faudrait polir la truelle, et non dans le silence du cabinet.

La Faculté veut faire quelque chose, mais elle le fait mal; et, pour nous, s'ajoute à la conviction qu'il y a des améliorations possibles la douloureuse constatation des malfaçons et des avortements.

De là résultent ces essais infructueux, ces malentendus, ces sacrifices en pure perte qui nous surprennent toujours, qui nous exaspèrent parfois et que j'ai signalés, sans charger le tableau.

Mais ces essais ne seraient pas inutiles pourtant, si l'on recueillait l'enseignement qui s'en dégage et qui en est en même temps le remède.

* * *

L'essai des travaux pratiques payants a en effet révélé des ressources jusqu'alors insoupçonnées. Il était de règle depuis longtemps de se désoler sur la pénurie des cadavres. A en croire certains, il faudrait bientôt fermer les portes des pavillons et pleurer sur le magnifique mais éphémère résultat des efforts du professeur Farabeuf.

Pourtant, un beau jour, la nécessité fit germer dans le cerveau d'un maître puissant l'idée des travaux pratiques payants, et, du même coup, sans que les statistiques accusassent un accroissement de la mortalité, les cadavres affluèrent, comme à une levée de tombes.

On a bien, peut-être, quelque peu frustré ceux à qui allaient auparavant ces cadavres, mais il ne s'est pas fait entendre de réclamation criante, et l'on peut considérer comme acquis que le magasin cadavérique de l'Ecole est suffisamment approvisionné pour que l'on organise des travaux de chirurgie courante.

Or, la Faculté reconnaît que ces travaux sont utiles, nécessaires même puisqu'elle les a créés.

Et ils répondent, en effet, à une inéluctable nécessité.

C'est un devoir pour la Faculté de nous modeler pour notre pratique future. Nous nous sommes enrégimentés sous son égide pour cela et rien que pour cela. Les travaux dits de « médecine opératoire » sont une insuffisante préparation, alors que les mois de travaux pratiques d'histologie, d'anatomie pathologique, de physique, de chimie, constituent une surcharge presque inutile.

Ces sciences présentent, je l'accorde, un intérêt puissant, mais non capital. C'est d'elles qu'il suffit d'avoir des notions. Les termes sont renversés. On oublie que nous sommes, l'immense majorité, non de futurs histologistes ou de futurs physiciens, mais de futurs praticiens de province qui, perdus au fond des campagnes, se trouveront maintes fois face à face avec de terribles réalités.

La Faculté le sait, la Faculté le sent.

Il y a des cadavres, le matériel existe, car il n'est besoin, pour des opérations courantes, d'aucun instrument spécial.

Le remède semble donc simple : instituer gratuitement des travaux de chirurgie courante et des manœuvres obstétricales dont le programme serait sobre mais solide. Il n'est pas dix opérations d'urgence en chirurgie, il n'est pas dix manœuvres de toute nécessité en obstétrique!

L'étudiant est surchargé, il est vrai, mais on diminuerait, sans préjudice appréciable, le programme des travaux pratiques qui ne sont pas purement médicaux.

Quant aux honorables moniteurs de ces travaux, on leur trouverait bien quelque autre sinécure, qu'ils mériteraient, du reste, en travaillant, moins pour les étudiants, mais plus pour la science.

Et, sur le papier, cela permettrait, légitimement, d'avoir plus d'aides d'anatomie — encore que cela ne soit pas indispensable — et plus de répétiteurs d'accouchement, — ce qui l'est.

Mais, hélas! la Faculté objectera tout de suite avoir les mains liées par la nouvelle situation qui lui est faite, par la nécessité de subvenir à ses propres moyens et de faire argent comme elle peut.

J'ai la conviction profonde que si des hommes résolus prenaient la cause en main, ils la feraient aboutir. L'institution du nouveau système ne peut être qu'un essai; y a-t-il chez nous quelque chose de durable ou de définitif? Ce n'est pas pour 80.000 francs qu'on frappe une Faculté d'impuissance et de stérilité.

Nous savons tous que l'autorité de nos maîtres, se soulevant dans un superbe mouvement d'opinion et attestant l'inanité et même le danger de cet essai, le ferait rapporter.

Comme la tentative a révélé les ressources nécessaires, il suffirait de revenir tout simplement à l'ancien régime; et la Faculté, ayant reconquis sa liberté, ne pourrait plus objecter la tyrannie des nécessités matérielles.

Mais il faut, pour arriver à ce résultat, l'intervention de personnalités puissantes; et, quand bien même elle se manifesterait, il faut savoir compter avec les lenteurs et les discussions des conseils et des pouvoirs publics. Or, nous ne saurions attendre les bras croisés!

Aussi, un traitement palliatif pourrait-il être institué qui diminuerait l'attente et préparerait l'ère nouvelle.

II

En CHIRURGIE :

Tout d'abord renoncer à ces fastidieux programmes de grande chirurgie, qui ne répondent à aucun besoin et qui ont végété, soutenus seulement par un public dont nous n'avons cure, utilisant sans profit des maîtres distingués et des cadavres précieux.

Est-ce à dire que tout soit à rejeter dans ces programmes que je condamne? Ce serait mal interpréter ma pensée. Il y a dans chacun des programmes exécutés quelques opérations de choix, utiles autant que simples, qu'il convient d'extraire du fatras qui les entoure et de placer dans un cadre à part.

Le programme des travaux de pratique courante répond assez bien à ce que devrait être l'unique programme des travaux payants. On pourrait, du reste, grouper autour des opérations d'intérêt capital, inscrites comme un fronton à la première ligne de tous les programmes, quelques autres opérations qui varieraient avec les séries et suffiraient à en modifier, pour les clients difficiles, la physionomie.

Ensuite réserver les travaux aux étudiants en médecine de toute nationalité, certes, mais prenant ou ayant pris des inscriptions à la Faculté, suivant les travaux obligatoires et subissant les examens. Il n'y aurait peut-être pas grand inconvénient à autoriser l'entrée des travaux aux docteurs en médecine français, même en englobant sous cette dénomination tous les docteurs pourvus d'un diplôme d'une Faculté française; mais ce ne pourrait être, dans l'ignorance où nous sommes des résultats, que sous la condition expresse de rapporter cette ordonnance si la pratique en démontrait les inconvénients. Peut-être même vaudrait-il mieux, par diplomatie, pour respecter toutes les susceptibilités, même celles n'ayant pas le droit de s'éveiller, bannir au début tous ceux qui n'étudient pas ou n'étudient plus. Les quelques étrangers, prêts à se plaindre, n'auraient ainsi aucune raison de récriminer, ou, tout au moins, ne rallieraient aucune voix autorisée pour réclamer en leur nom, la mesure étant d'ordre général.

Et puis, le bannissement n'aurait rien d'absolu. L'on pourrait, à l'instar de la clinique d'accouchement, faire, durant les vacances, des séries de travaux ouverts à tous, autant que le nombre des cadavres le permettrait et jusqu'à ce que l'approche de la réouverture de la Faculté indiquât la nécessité de les laisser s'accumuler à nouveau.

Ce serait la part du feu.

Je suis convaincu, Monsieur le Directeur, que les choses prendraient une autre tournure, si ces deux premières modifications étaient apportées à la composition et au fonctionnement des travaux payants.

Le succès se dessinerait plus nettement encore si le

tarif de ces travaux subissait une diminution, si on l'abaissait, par exemple, de cinquante à trente francs.

Veuillez vous rappeler qu'au taux actuel, c'est cinq francs par séance que cela coûte à l'étudiant, et que c'est une grosse, une trop grosse somme pour beaucoup. A trente francs, ce serait déjà plus abordable. Au fond, la Faculté ne serait pas lésée.

Cette année, les séries ont été en moyenne de 12 à 14 élèves. Il n'est pas douteux que, si les travaux fonctionnaient comme je l'indique, les tableaux de 20 élèves seraient entièrement couverts. Le résultat financier serait donc sensiblement le même.

L'immense différence serait que l'œuvre d'argent serait doublée d'une œuvre d'utilité.

Comme je le disais au début, cet état de choses ne saurait être définitif. Mais ce serait un pas de fait vers la solution radicale qui s'impose, en même temps que cela tromperait l'attente.

On patienterait, surtout si l'on avait la certitude, qu'à côté de nous, des hommes d'élite, sûrs du succès, travaillent à la réalisation de ce qui est notre rêve à tous.

Il y aurait bien encore quelques petits changements de détail à indiquer, mais, en résumé, et à notre avis, les trois grandes réformes, urgentes et capitales, à apporter à l'organisation des travaux de chirurgie payants sont :

Tout d'abord, composer les programmes uniquement d'opérations de pratique courante;

Ensuite, réserver les travaux aux étudiants en médecine régulièrement inscrits.

Enfin, abaisser le tarif.

* * *

En OBSTÉTRIQUE :

Les moyens à mettre en vigueur ne sont guère différents.

Ils présentent cependant quelques *caractères spéciaux.*

Les travaux d'accouchement avaient en effet élu depuis longtemps domicile à la Faculté. Ils étaient insuffisants, mais ils existaient. D'un autre côté, il serait puéril de chercher à démontrer l'intérêt primordial qu'ils ont pour l'étudiant, et qui éclate au moindre examen de la question.

Il semble donc que, vu l'existence des manœuvres obstétricales antérieurement à la situation nouvelle, et vu l'absolue nécessité de les faire exécuter à tous les étudiants, il y a lieu de chercher dès aujourd'hui une réforme plus accusée.

Il est, en effet, inadmissible que, sous le prétexte d'innover, on laisse subsister le formidable recul qui a privé les étudiants des séances de forceps et de version.

S'il est vraiment impossible de revenir à la gratuité passée, tout en adoptant le programme nouveau, il faut que la rétribution à verser soit aussi minime que possible; et elle peut facilement être réduite de plus de 50 0/0.

En effet, la renommée des travaux établie et le tarif abaissé de la moitié ou des deux tiers, les étudiants reviendront en foule, presque aussi nombreux que jadis; et les sommes que la Faculté recueillera seront plusieurs fois supérieures à celles recueillies cette année.

Le matériel nécessitera une augmentation de dépense négligeable si l'on fait des séries de manœuvres durant tout le cours de l'année, ce qui offre de nombreux avantages.

Tout d'abord chacun choisira l'heure qui lui paraîtra propice. Il n'y pas à craindre que les élèves fassent défaut, la clientèle des manœuvres étant surtout composée d'étudiants ayant à subir leur troisième ou leur cinquième, examens qui se passent toute l'année.

On trouvera bien quelque pavillon libre — il y en a toujours d'inoccupés, même aux plus beaux jours de dissection —, en tout cas, quelque local, fût-il réduit, beaucoup de place n'étant pas nécessaire et quatre mannequins avec deux moniteurs suffisant pour vingt-cinq à trente élèves.

Ensuite, on obtiendra, par ce roulement, le moyen de fournir à chaque élève l'*unique* fœtus nécessaire pour toute la durée des manœuvres.

On recueille, je le sais, moins de cadavres d'enfants que de cadavres d'adultes; mais, je sais aussi qu'il est possible d'accumuler vingt-cinq à trente cadavres d'enfants par mois, en admettant que l'on comprenne entre vingt-cinq et trente le nombre des élèves admis à participer à une série.

Il est sans doute difficile de faire faire des travaux de chirurgie pendant le semestre d'hiver, les cadavres étant, à juste titre, absorbés par les travaux de dissection ; mais, en accouchement, la même considération ne se dresse pas, les fœtus n'étant pas utilisés par les élèves.

Rien ne s'oppose donc à ce que l'on établisse des manœuvres obstétricales pendant le semestre d'hiver.

S'il faut absolument réserver les pavillons à la dissection, d'autres locaux, inutilisés, ne font pas défaut à l'Ecole Pratique, loin de là ; la seule dépense supplémentaire serait la rétribution aux moniteurs, qu'il faudra plus nombreux, mais qui ne posent pas, j'en suis sûr, de bien exigeantes conditions pour les dix séances qu'on leur demande.

Peut-être, faudra-t-il y joindre l'achat de quelques mannequins; mais cette dépense, indispensable si l'on convoquait les étudiants à une même époque de l'année, pourrait très bien être évitée avec le système que je propose.

Tout au plus en faudrait-il deux ou trois supplémentaires, si des circonstances exceptionnelles amenaient plus de trente élèves à une série, chiffre quelconque, auquel je ne tiens guère. Cependant, en principe, il ne faut pas grouper un trop grand nombre d'individus à la fois ; les travaux s'en ressentiraient.

Trente me paraît être un chiffre maximum,

Nous dirons donc, pour nous résumer, qu'en obstétrique il faut :

Comme en chirurgie, réserver les manœuvres aux étudiants régulièrement inscrits.

De plus, maintenir intégralement le programme de cette année;

Renoncer aux manœuvres en bloc;

Faire, au contraire, des séries de manœuvres, à diverses époques de l'année scolaire;

Enfin, abaisser le tarif dans des proportions plus considérables encore qu'en chirurgie.

* * *

Restent les *manœuvres dans les cliniques* et *le stage payant*.

Je n'ai rien dit des premières dans mes précédentes lettres, et je n'en dirai rien, par conséquent, dans celle que je vous adresse aujourd'hui.

Il se pourrait que la réorganisation rationnelle des manœuvres à la Faculté leur fît quelque mal, si cela est possible, mais le mal ne sera jamais bien grand et peut-être, du reste, pourrait-il se réparer en combinant les manœuvres au stage payant.

Quant à ce dernier, en attendant que la Faculté fournisse à nouveau aux cliniques les allocations nécessaires pour l'éducation des stagiaires et que l'on ait décidé si, oui ou non, l'on peut laisser pénétrer dans les cliniques un plus grand nombre de stagiaires non payants, on peut, comme un pis aller, le laisser subsister.

Mais il faut qu'il soit un stage tel que devrait être le stage gratuit, c'est-à-dire un stage sérieux, où l'étudiant fasse un véritable apprentissage clinique de l'accouchement.

Que ce stage payant soit donc une longue étude méthodique, sévère, du toucher, du palper, des soins à donner aux femmes en travail, aux nouvelles accouchées, aux nouveau-nés, etc. !

C'est peut-être demander beaucoup aux éducateurs officiels. Que ce soient alors — et c'est là le palliatif au mal que les manœuvres à l'Ecole pourraient faire aux manœuvres à la clinique, — que ce soient alors les moniteurs des manœuvres dans les cliniques qui deviennent les instructeurs de ce stage payant. Personne ainsi ne sera lésé.

* * *

J'ai fini.

J'ai achevé la tâche que je m'étais imposée comme une œuvre utile.

Je ne me leurre pas sur le résultat de mon intervention. Peu la connaîtront, et la plupart, parmi les rares qui la connaîtront, n'en auront cure. Pourtant, la confiance que j'ai en nos maîtres me laisse l'espoir que mon intervention ne leur paraîtra ni oiseuse, ni déplacée, et qu'elle en arrêtera au moins un.

Je m'estimerais heureux si j'avais posé un jalon sur la route, qui s'affirme comme étant la seule sans obscurité, sans mensonge et sans naufrage.

Quoi qu'il arrive, je ne profiterai guère des modifications heureuses qui pourront survenir. Mon intérêt personnel n'est pas — je voudrais qu'il le fût! — sérieusement engagé, car je touche au terme des études.

Mais j'ai voulu voir plus loin, songeant aux générations futures qui doivent réparer les insuffisances, les défaillances, les regrets des générations d'hier et des générations d'aujourd'hui.

Veuillez agréer, etc.

MA RÉPONSE

aux « Lettres d'un Étudiant »

A PROPOS DE LA

CRÉATION DES TRAVAUX PRATIQUES PAYANTS

A LA FACULTÉ DE MÉDECINE

Je suis à l'aise pour répondre quelques mots — s'il veut bien me le permettre — à mon jeune correspondant; ou plutôt pour ajouter quelques remarques à son plaidoyer, que je n'ai pas à qualifier de nouveau, puisqu'il vient d'être lu, je le suppose, et apprécié comme il le mérite, et comme il se recommande de lui-même.

Je suis à l'aise, parce que je suis complètement d'accord avec lui, sur le fond de ses critiques et de ses justes doléances, et plus encore sur les détails des *desiderata* d'une pratique, qu'il a été, mieux que personne, à même de connaître et de juger, puisqu'il fut, pour ainsi dire, une des *unités* intégrantes de cette pratique.

Il a raison, mille fois raison, au sujet de ces détails d'une application mal comprise et mal exécutée ; et je ne doute pas qu'en dévoilant, si bien et si opportunément, les imperfections dont il s'agit, il ne contribue à y faire introduire les modifications qu'elles commandent, si — comme je me plais à l'espérer — l'écho de sa voix fortement autorisée retentit, — de façon à être entendu et écouté, — à ces augustes oreilles des *éducateurs officiels* qu'il caractérise si bien, lui-même, dans leur indifférence stérilisante, ou dans leurs illusions et leurs erreurs de théoriciens de cabinet...

« Je me plais, dis-je, à l'espérer » ; et c'est pourquoi je m'efforce de donner à ces *lettres* le plus de publicité possible ; car, ainsi que le disait un grand maître : « C'est en frappant, sans cesse, du marteau sur l'enclume (cette enclume est, par-dessus tout — parmi les cervelles humaines — la cervelle et le bon vouloir *officiels* et administratifs) que l'on parvient à faire pénétrer la raison et la vérité... »

Mais ce sur quoi, je tiens surtout à insister, à propos de la question fondamentale soulevée par ces *lettres*, les TRAVAUX PRATIQUES PAYANTS, c'est sur la question de *principe*. Mon insistance, d'ailleurs, peut se passer, facilement, de développements qui seraient plus qu'un double emploi, dans ce journal, particulièrement pour ses lecteurs ; car, ce sujet a été tant de fois, et si compendieusement examiné, discuté, en un mot traité sous tous ses aspects, dans nos REVUES hebdomadaires de l'enseignement, qu'il serait vraiment superflu, et presque fastidieux, d'y revenir, en détail.

Qu'il me suffise de formuler, à nouveau, la conclusion ferme qui se dégage de cet examen et de cette discussion, avec la force et la logique qui s'imposent :

En principe — et sans même faire intervenir la considération, d'ordre politique supérieur, du régime *démocratique* sous lequel nous vivons — le seul enseignement, rationnel, fructueux, c'est-à-dire approprié et adapté aux véritables intérêts de ceux qui le reçoivent, — en même temps qu'il est conforme à l'équité de la rémunération de ceux qui le donnent — est l'*enseignement payé par l'élève au professeur*, en plus du traitement de ce dernier par l'Etat, nécessité par le régime universitaire.

Il est de toute évidence que dans ces conditions d'organisation originelle et fondamentale de l'enseignement, les intérêts respectifs en jeu se trouvent nécessairement sauvegardés : l'élève va à la *capacité* professorale la plus autorisée, dont il est le meilleur juge par le profit qu'il en retire ; et le professeur y trouve, de son côté, la juste rémunération de ses services : de là un premier et inévitable attachement à sa fonction et à ses devoirs professoraux ; sans compter que le traitement *officiel* de l'Etat ou des Universités, confère à ces derniers le droit d'imposer à ce même professeur l'obligation de se consacrer, avant tout, à l'enseignement auquel il est préposé : véritable et seul moyen de remédier au vice le plus radical, et le plus nuisible aux intérêts dont il s'agit, inhérent à l'organisation actuelle : celui de faire du titre ambitionné de professeur le marche-pied de l'exercice professionnel, et des avantages matériels qui s'y attachent, au détriment de la pratique professorale.

Le principe étant admis — et il ne me semble pas qu'il en puisse être autrement en l'état actuel, et en dehors du parti-pris, ou d'une routine enracinée et déplorable — il reste à le systématiser par une organisation sagement adaptée à notre caractère national et à nos mœurs, sans le moindre servilisme à l'égard d'institutions étrangères, dont il ne convient de se préoccuper, et dont je ne me préoccupe — quant à moi — que pour prendre ou imiter ce qu'elles peuvent avoir de bon.

Certes, les difficultés de cette organisation

ne sont pas grandes, et il suffit d'y apporter un peu de ce bon vouloir, que demande toute réforme nécessaire et impérieuse.

N'est-on pas, d'ailleurs, entré d'ores et déjà, et comme fatalement, dans cette voie, désormais inévitable, par la pratique partielle, qui vient de susciter les justes critiques auxquelles s'adresse cette réponse : il suffit de lui faire subir les modifications que ces critiques appellent et indiquent, dans le cas de pratique particulière dont il s'agit; et il importe, surtout, de la généraliser, et de l'étendre à l'*enseignement tout entier*, pour opérer une transformation qui, avec une autre réforme solidaire de premier ordre, celle de la « *séparation du corps enseignant et du corps examinant* », est appelée à réaliser, selon nous, le vrai et inéluctable progrès de notre régime d'enseignement public, en médecine.

V. L.

Paris. — Imp. G. Maurin, rue de Rennes, 71. — 12-99

www.ingramcontent.com/pod-product-compliance
Lightning Source LLC
LaVergne TN
LVHW012018160826
845678LV00002B/901

* 9 7 8 2 3 2 9 6 6 4 0 1 9 *